AF614646

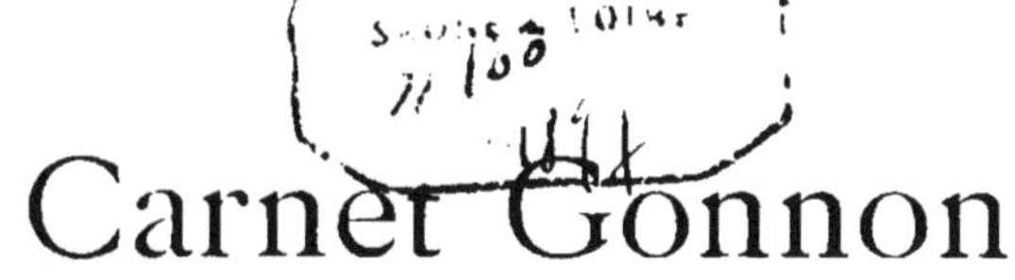

# Carnet Gonnon

## Médico-Artistique

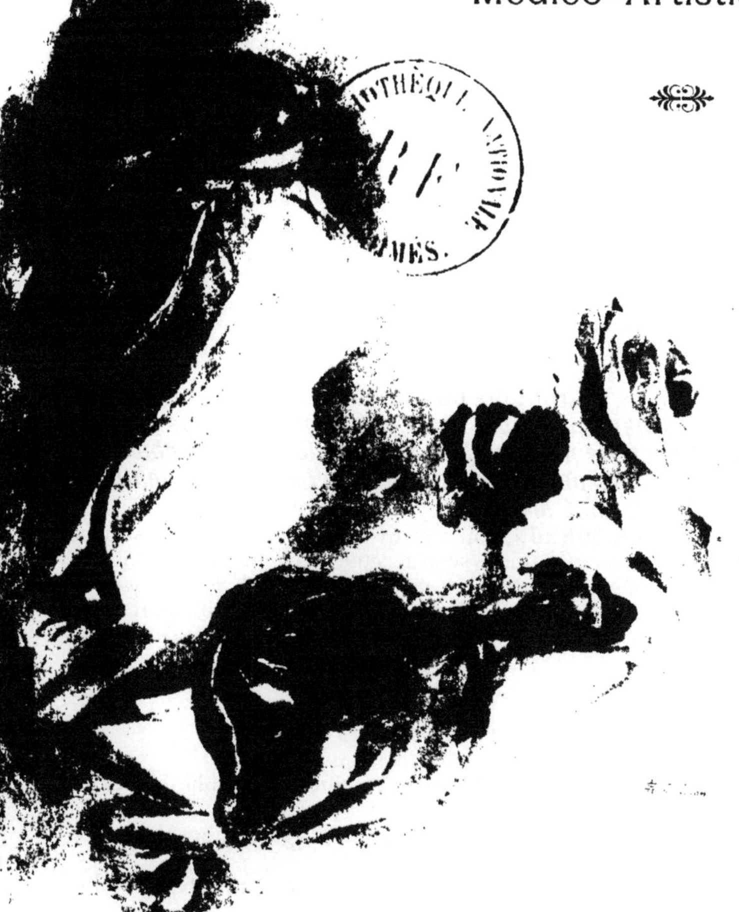



LYON

14, Rue Victor-Hugo, 14

# Carnet Gonnon

## Médico-Artistique

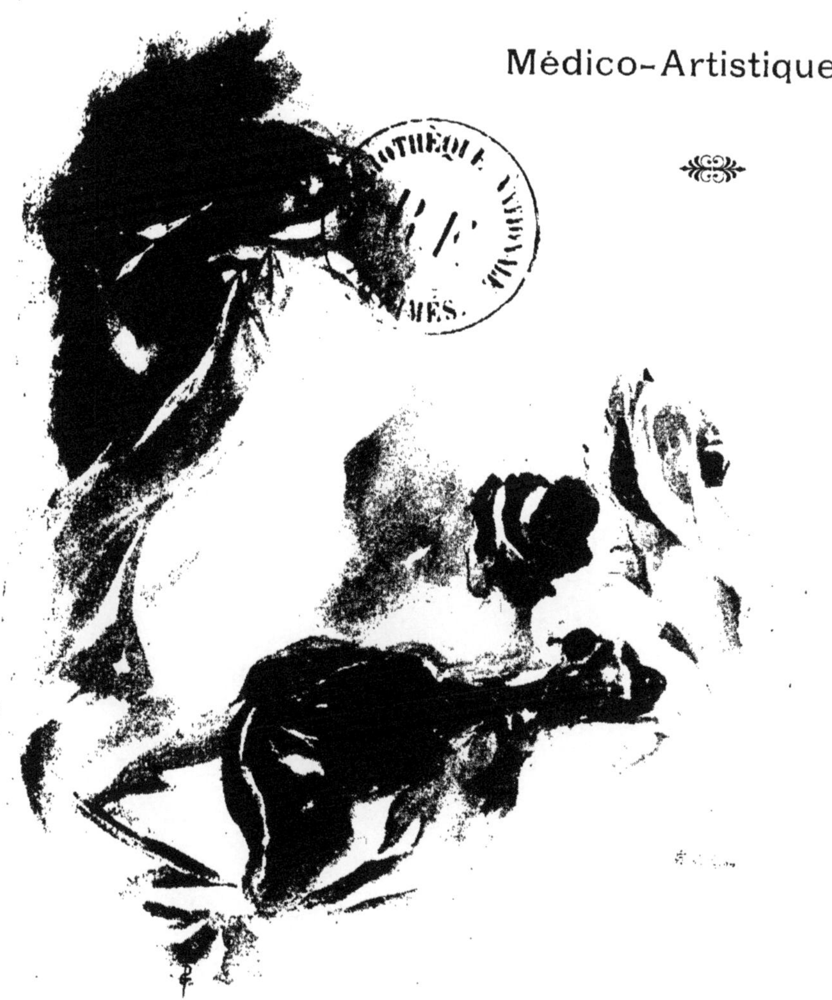

LYON

14, Rue Victor-Hugo, 14

**BRONCHITES GRIPPALES ET SAISONNIÈRES.** — *Terpine Gonnon.*

# CARNET GONNON

## MÉDICO-ARTISTIQUE

---

Le succès de nos reproductions d'œuvres d'art médicales, envoyées isolément, a presque dépassé notre attente. Mais plusieurs médecins nous ont fait observer que ces gravures détachées étaient exposées à s'égarer ou à se détériorer : nous n'avons pas hésité, malgré les sacrifices que comporte semblable innovation, à les réunir en un élégant opuscule que nous appellerons notre *Carnet médico-artistique*.

La valeur artistique incontestable des tableaux reproduits, — les notices substantielles dues à la plume autorisée de M. Karl Robert, l'un de nos écrivains d'art les plus compétents, — le frontispice (la Nature enlevant ses voiles devant la Médecine et la Peinture), œuvre originale d'un de nos jeunes maîtres, Georges Picard, — tout, dans notre *Carnet médico-artistique*, concourra à le faire accueillir favorablement, nous en avons le ferme espoir.

Le corps médical ne verra, dans la lourde tâche que nous nous imposons, que le désir sincère de répondre à tous les encouragements qu'il ne nous a jamais ménagés et qu'il voudra bien nous accorder encore à l'avenir.

Lyon, le 1er mai 1897.

A. GONNON.

---

REMBRANDT. — MUSÉE DE LA HAYE

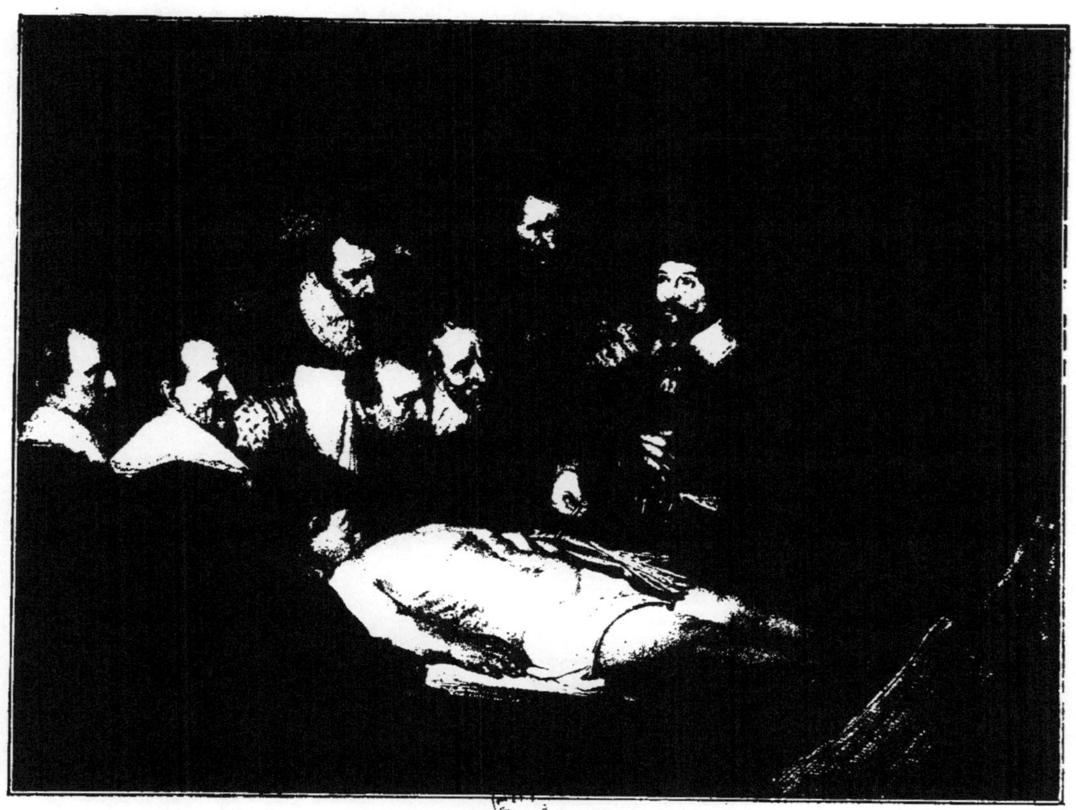

LA LEÇON D'ANATOMIE

D'après l'eau-forte de FLAMMENG.

**DÉBILITÉ GÉNÉRALE.** — *Tonique Gonnon* (vin, sirop, granulé).

REMBRANDT

VAN RIJN

(1607-1669)

# LA LEÇON D'ANATOMIE

L'année 1632, qui vit apparaître *la Leçon d'anatomie* de Rembrandt van Rijn (1607-1669), marque dans l'œuvre du maître une transformation complète de son talent. Elle est, pour ainsi dire, l'éclosion même de son génie. Le maître a oublié Swanenburch et Lastman, leur influence a disparu, si tant est qu'un pareil génie a pu la subir, même un instant.

Mais le sujet demandé par le Dr Tulp venait d'être traité, et supérieurement, par Art Pietersen, par Thomas de Keyser, par Nicolas Elias, tous trois pour la Guilde des Chirurgiens. L'hospice de Delft possédait également une *Leçon d'anatomie*, non moins remarquable, de Pieter Mierevelt. De tels œuvres et de tels artistes étaient bien faits pour exalter l'émulation du jeune maître (il avait 24 ans!) qui devait illustrer la Hollande comme la Corporation tout entière ne l'avait pu faire jusqu'alors.

Aussi, bien qu'en cette œuvre on trouve l'art profond de Rembrandt en ses dégradations de valeurs, en la concentration de la lumière sur le beau visage de Nicolas Tulp et sur le sujet qui lui sert d'étude, le cadavre, en un savant raccourci, cette concentration de la lumière n'est cependant pas aussi intense, aussi localisée en un unique point que dans ses œuvres postérieures, et la perfection même de l'exécution de tous les portraits réunis dans le tableau est une évidente preuve que Rembrandt, s'il a voulu lutter avec ses confrères, n'a voulu le triomphe que par leurs propres procédés poussés jusqu'à l'absolue perfection. Mais il y ajoute le sublime, par l'ordonnance, le coloris, l'expression et le caractère de ces admirables portraits : ce qui autorise à dire que, même sans *la Ronde de nuit*, où son génie éclate à l'écrasement de tout ce qui l'entoure, Rembrandt dominerait encore tous les maîtres de l'époque, tant la conception du tableau, sa composition, la pondération et le calme des attitudes font de sa *Leçon d'anatomie* une œuvre universelle et de tous les temps.

Qu'importe en effet que ce soit Nicolas Tulp, le chirurgien célèbre, qui professe, et cela, sans aucun doute, devant un nombreux auditoire placé en face de lui et qu'on ne voit point ; qu'importe aujourd'hui que les docteurs qui l'assistent, maîtres jurés de la Guilde d'Amsterdam s'appellent Hermanez, Kalkoen, de Wit, Block, Van Loenen, Slabbraan et Koolveld?

Ce qui domine, ce qui subsiste à travers les âges, c'est que le tableau est avant tout la Leçon d'anatomie par excellence, et non telle ou telle leçon du cours de Nicolas Tulp. Le cadavre même, d'une exécution merveilleuse, est traité avec un art si sûr que, motif principal du tableau, il n'arrête pas un seul instant la pensée du spectateur, captivée et retenue par le maître qui parle, par son geste d'une simplicité si vraie, par la gravité même de son enseignement qu'on semble entendre avec l'auditoire, par l'admiration qu'on partage avec les assesseurs.

Vendue à l'encan, en 1828, *la Leçon d'anatomie* était adjugée au roi de Hollande pour 32.000 florins. Nul doute qu'aujourd'hui ce tableau atteindrait plusieurs millions. Tant il y a que toute œuvre belle à l'absolu est d'un prix inestimable et que tout dépend des temps et aussi de l'éducation artistique des peuples, qui se développe et s'accroît sans cesse au souffle de la civilisation !

E. HAMMAN

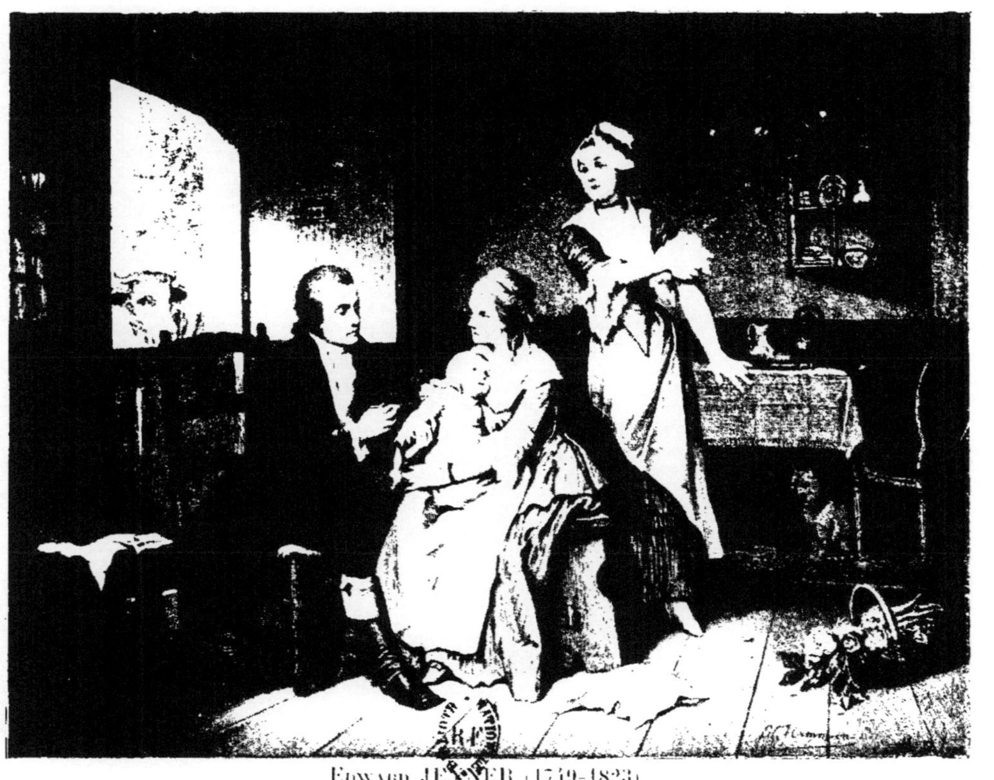

EDWARD JENNER (1749-1823)

« *Il pratique la Vaccine pour la première fois.* »

D'après l'estampe originale éditée par M. BARBOT, à PARIS.

**ÉPILEPSIE, HYSTÉRIE.** — *Sirop polybromuré Gonnon.*

## E. HAMMAN

École flamande moderne (1819 - 1888).

# EDWARD JENNER

(1749-1823).

*« Il pratique la vaccine pour la première fois. »*

Grand chirurgien autant que célèbre médecin anglais, Edward Jenner naquit à Berkely, dans le comté de Glocester. Fils d'un pasteur protestant, il fit à Londres de brillantes études, et, dès 1773, revint s'établir dans sa ville natale, où il ne tardait pas à acquérir une grande notoriété, tant comme médecin que comme chirurgien.

Toujours passionné pour sa science, Jenner employa les loisirs que pouvaient lui laisser ses nombreux malades à de patientes recherches de laboratoire, et fit d'importants travaux d'histoire naturelle : la médecine lui doit, en outre, des études remarquables sur les maladies de poitrine, et ces travaux peu connus du public eussent immortalisé son nom sans la découverte de la vaccine, qui devait le porter au rang des bienfaiteurs de l'humanité.

Dans les sciences, plus encore que parmi les arts, chaque nation cherche à revendiquer pour ses compatriotes la primeur des plus belles découvertes. Aussi, pour la vaccine, a-t-on dit que déjà d'importantes observations avaient été faites par un pasteur protestant français, Robant-Pommier, de la Faculté de Montpellier, lequel les aurait lui-même recueillies de savants venus de l'Inde et de l'Extrême Orient, qu'il les aurait transmises à un certain docteur Paw, ami de Jenner

Quel que soit le point initial des recherches de Jenner, il n'en est pas moins vrai que ses travaux seuls firent entrer la vaccine dans le domaine de la pratique, et rapidement portèrent son nom aux points extrêmes du monde entier. La grande Catherine, avec un magnifique diamant, lui adressa de longues et chaleureuses félicitations : il fut d'emblée nommé médecin en chef de la marine anglaise, et membre correspondant de l'Institut de France, en 1791. Il avait donc 42 ans ! Et c'est une grande consolation pour l'humanité de savoir que, parmi tant d'illustres savants dont la mort seule fait apprécier les immenses services, Jenner put jouir de son triomphe, et mourir entouré de la vénération universelle, dans sa ville natale, parmi les siens, en 1823.

L'artiste a représenté Jenner dans un milieu modeste, quelque ferme sans doute, du Glocester : il vient de vacciner une jeune fille qui l'indique en ramenant sa manche relevée. Il s'apprête à vacciner un enfant. J'en appelle à vous toutes, mères si tendres et si dévouées, ne sentez-vous pas l'émotion vous monter à la gorge en voyant cette première vaccine, préservatrice de l'affreux mal qui défigure à jamais l'être tant adoré, s'il ne l'arrache brusquement à votre amour.

Né à Ostende, en 1818, E. Hamman fit ses études à Anvers, dans l'atelier d'un maître renommé, de Kayser. Il appartient donc à l'école belge, mais il vint de bonne heure se fixer à Paris, en 1847 ; son talent y devint français par ses heureuses fréquentations, car il fut assidu aux réceptions du maréchal Vaillant et du comte de Niewerkerke, aussi chez la princesse Mathilde, où se rencontrait, sous le second Empire, l'élite de la société parisienne.

E. Hamman exécuta d'importants travaux d'histoire, notamment six toiles représentant des sujets tirés de l'histoire de l'Italie, pour le roi Victor-Emmanuel ; mais sa notoriété lui vient surtout de son *André Vésale*, popularisé par la gravure, qui figure au Musée de Marseille, et lui valut la croix de la Légion d'honneur. E. Hamman mourut à Paris, en l'année 1888.

MUSÉE DU LOUVRE

Gérard DOW

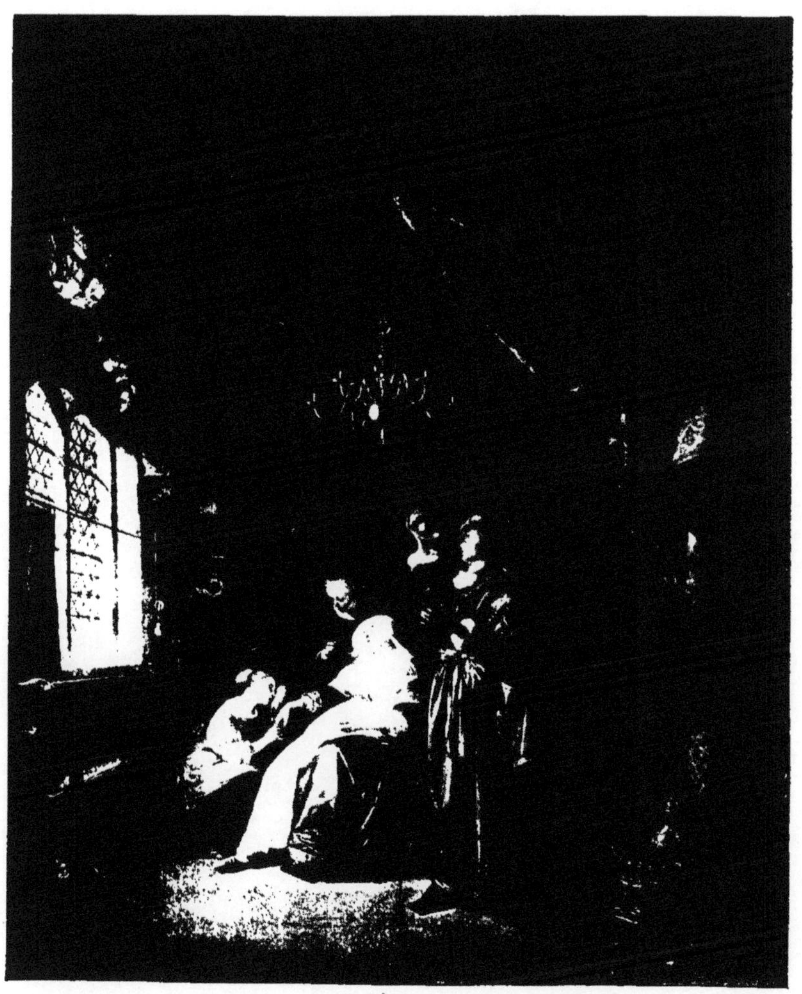

LA FEMME HYDROPIQUE

D'après la photographie de MM. Braun, Clément et Cie, éditeurs,
18, rue Louis-le-Grand, Paris.

**CONSTIPATION.** — *Suppositoires Gonnon à la glycérine*

GÉRARD DOW

1613-1676

# LA FEMME HYDROPIQUE

S'il est vrai que les natures les plus opposées sont parfois celles qui se recherchent le plus, Rembrandt, sans prévoir que la vogue le favoriserait bientôt à ses dépens, dut être bien vivement intéressé lorsqu'en 1632, l'année même de la *Leçon d'anatomie*, il vit arriver à son atelier d'Amsterdam et prendre rang parmi ses élèves ce jeune Dow, qui pour être le fils d'un vitrier de Leyde, n'en était pas moins fin et distingué, tel un fils de bourgmestre, mais passionné de science et d'art. L'élève avait donc dix-neuf ans, le maître vingt-quatre. Aussi l'influence de Rembrandt, quoi qu'on en ait dit, fut-elle considérable, et c'est grâce à lui, certes, qu'au lieu de devenir un artiste au talent précieux, ne devant ses succès qu'à l'extrême recherche dans la poursuite du détail et du fini, succès qui n'eussent été qu'une vogue passagère, Gérard Dow est resté un véritable maître digne de la Hollande et dont la renommée n'a fait que grandir avec le temps. A son jeune compatriote, Rembrandt enseigne l'art du clair-obscur, aussi la belle ordonnance à donner à une composition; et lorsqu'en notre Musée du Louvre on compare l'*Intérieur du Menuisier*, de Van Rijn, et ses *Philosophes*, au tableau de Dow, on n'est nullement surpris d'y retrouver, avec une exécution très différente, les mêmes procédés dans la composition.

Gérard Dow, sorti de l'école de Rembrandt, s'essaya d'abord dans le portrait, mais sa lenteur au travail exaspérant ses modèles dut vite le faire renoncer à ce genre bien fait cependant pour lui donner le succès, tant le portrait *fini* était déjà recherché à cette époque, et où plus tard ses propres élèves

Metsu, Mieris, Van Tol et Karel de Moor devaient trouver leur réputation.

Il s'enferme alors dans son atelier, vivant seul, et commence cette série de scènes familières dont les musées du monde entier possèdent à peu près tous un spécimen. Les plus célèbres sont : au Musée d'Amsterdam, *la Curieuse*, *l'Ermite*, *l'École du soir* ; à La Haye, *une Femme assise dans un intérieur*, et *une Femme à une fenêtre* ; à Rotterdam, *la jeune Dentelière* ; à Bruxelles, *son propre portrait*, où il s'est représenté dessinant une statue de l'Amour à la lueur d'une lampe ; à Munich, *une Dame à sa toilette*, *un Ermite dans sa grotte*, *une vieille Femme à la fenêtre*, *la Pâtissière*, *la Marchande de légumes*, *une Fileuse*, *le Charlatan*, où se trouvent réunis les portraits de ses frères et le sien tenant une palette à la main. Le Musée de l'Ermitage, à Saint-Pétersbourg, possède quinze tableaux de ce maître, celui de Dresde plus de vingt. Mais si le Louvre n'en possède que onze, on y trouve *la Femme hydropique*, universellement reconnue comme le chef-d'œuvre du maître. Frédéric Villot nous apprend que ce tableau fut payé 30.000 florins par l'Électeur palatin qui en fit don au prince Eugène. A la mort de ce prince, il passa par héritage dans la Maison de Savoie, et fut placé dans la galerie royale de Turin. Une lettre écrite de cette ville, le 21 frimaire an VIII, au Directoire exécutif, par le citoyen Clausel, adjudant général à l'armée d'Italie, depuis maréchal de France, annonce qu'il fait hommage à la nation de ce célèbre tableau que lui a donné Charles-Emmanuel IV au moment de son abdication, comme témoignage de la délicatesse et de la loyauté qu'il avait apportées dans l'accomplissement de la mission difficile dont il était chargé.

En 1804, un tableau de G. Dow atteignait, en vente publique, 42.000 francs. *La Femme hydropique* fut estimée, il y a trente ans, aux inventaires officiels, 120.000 francs : on ne sait aujourd'hui à quel chiffre prodigieux pourrait monter un tel tableau, dont les dimensions mêmes (0,83 de hauteur sur 0,67 de largeur) sont faites pour exciter toutes les convoitises.

SALON DE 1896

## L.-E. FOURNIER

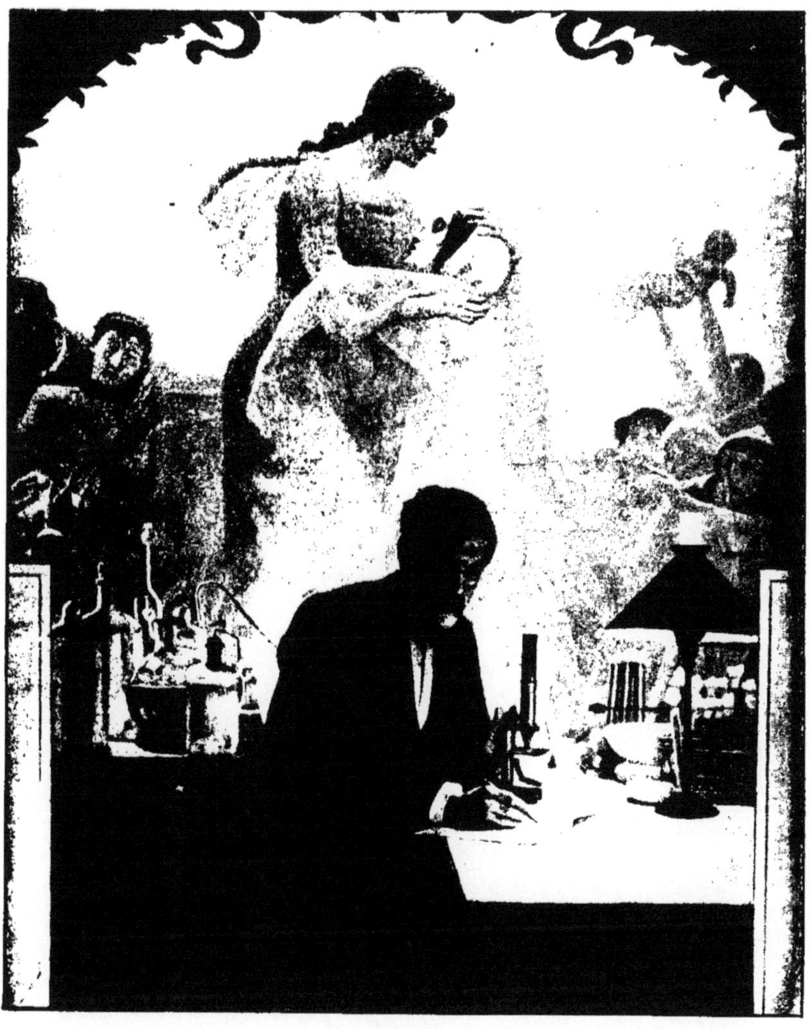

PASTEUR

D'après la photographie de MM. Braun, Clément et Cie, éditeurs,
18, rue Louis-le-Grand, Paris.

**NÉVROSES, INSOMNIES.** — *Sirop polybromuré Gonnon.*

## L.-E. FOURNIER

---

### L. PASTEUR

# LA SCIENCE SOUTENANT L'HUMANITÉ

Salon de 1896.

Dans la description qu'il fait de la grande et belle décoration qui figure actuellement dans l'ancien laboratoire de L. Pasteur, à l'École normale, Philippe Gille[1] s'exprime ainsi : « Au premier plan, l'artiste a représenté Pasteur assis dans le laboratoire où il a travaillé pendant vingt ans : Il écrit ; un délicat reflet de papier illumine son visage. Il se livre à ces travaux microscopiques qui ont fait son nom immortel : *In tenui labor et non tenuis gloria*, dit à peu près Virgile dans les *Géorgiques*. Derrière lui et dans un lointain habilement rendu, la Science, une flamme au front, soutient et relève l'humanité ; une femme lui tend son enfant et tout un peuple lui demande la vie. Tout ce plan du tableau, d'une composition très heureuse, est charmant de tons roses et violets. A droite et à gauche du tableau, deux enfants, qui symbolisent la patience et le génie, complètent un bel ensemble décoratif qui fait honneur à M. Fournier. » Dans la reproduction que nous donnons, les motifs de décoration de droite et de gauche ont dû être supprimés pour laisser toute l'importance à la grande figure de Pasteur : on n'y voit point non plus la figure du Dr Pottevin faisant une inoculation au berger Jupille mordu par un chien hydrophobe. Ajoutons à la description de Gille que l'artiste s'est entouré de documents authentiques pour tous les détails du laboratoire, et le microscope que tient L. Pasteur est celui qu'il emporta

1. *Figaro-Salon*, Paris, 1896.

lorsqu'il se rendit dans le Midi pour étudier la maladie des vers à soie.

En consultant le livret du Salon de 1896, nous voyons que cette belle décoration fut commandée au peintre par l'État, pour l'École normale supérieure de Paris. Nul mieux que lui n'était à même de fixer sur la toile le souvenir du grand citoyen que fut Louis Pasteur. Devant parler à propos d'un autre tableau de notre illustre savant, nous terminerons par quelques notes biographiques sur l'artiste.

Louis-Édouard-Paul Fournier, fils d'Édouard Fournier qui fut un publiciste distingué, est né à Paris le 17 décembre 1857. Entré à vingt ans dans l'atelier d'Alexandre Cabanel, il obtenait le grand prix de Rome, en 1881, avec, pour sujet de concours, *la Colère d'Achille* où Henri Regnault, quelque quinze ans auparavant, avait échoué malgré des morceaux d'une exécution remarquable[1].

A Rome, Ed. Fournier, pendant son séjour à la villa Médicis, tout en se consacrant à l'étude des maîtres, exécuta plusieurs tableaux pour le Salon. Ses œuvres les plus connues sont : *la Femme du lévite d'Ephraïm* qu'accompagnait au Salon de 1884 le *portrait de Mlle C.*; *Djanileh* et le *Fils du Gaulois* en 1885 qui lui valurent une médaille de 3e classe ; une *Velléda* en 1887... ; d'autres encore qui, réunies, à l'Exposition universelle de 1889, faisaient porter l'artiste pour une médaille de 2e classe : ce qui le mettait hors concours.

Enfin Édouard Fournier, avec, en 1895, un remarquable portrait de François Coppée, est l'auteur de la belle composition décorative qui figure dans la grande salle du Conseil de la Préfecture de Lyon et qui représente les gloires lyonnaises. C'est là une œuvre capitale où sont réunis les noms les plus illustres, et dont les traits sont reproduits sur des documents précis avec cette conscience d'artiste qui est le caractère particulier de M. Fournier.

1. Regnault n'obtint le 1er grand prix que l'année suivante, en 1866, avec *Thétis apportant à Achille les armes forgées par Vulcain.*

Ed. BISSON

Dr GUYON

Dr GUYOT

Dr PAUL SEGOND

Dr POTAIN

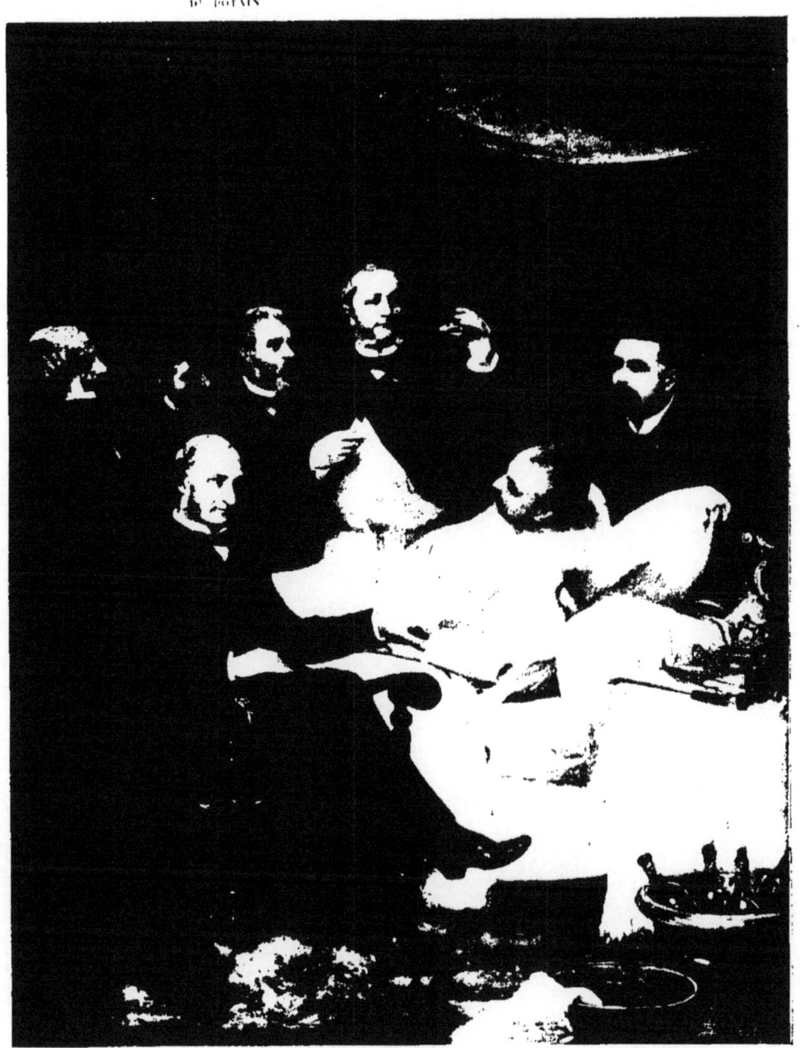

LA LITHOTRITIE

(Après l'opération)

D'après la gravure originale en vente chez M. [illegible], éditeur, 34, rue de l'Échiquier, Paris.

CATARRHE ET EMPHYSÈME. — *Terpine Gonnon.*

ÉDOUARD BISSON

# LA LITHOTRITIE

En 1881, au vu de cette exquise figure de *Contemplation* qui lui valait sa première récompense au Salon, quel esthète assez avisé eût pu prévoir qu'Édouard Bisson, le peintre de ces délicieuses rêveries, *Floréal*, *Printania*, *la Cigale*, partout popularisées par la reproduction, entreprendrait une œuvre aussi intéressante pour l'avenir que la belle scène que nous reproduisons? Dès 1890, elle prenait place à l'hôpital Necker, dans la salle du docteur Guyon, le grand maître actuel de la lithotritie.

Et l'artiste, un rêveur et un modeste, l'eût-il osé, sans le précieux concours de ce véritable Mécène qui a nom Osiris, le même qui dotait la ville de Genève du *Guillaume Tell* d'Antonin Mercier, la ville de Nancy de la *Jeanne d'Arc* de Fremiet, aussi d'un hôpital et d'un laboratoire de bactériologie; le même enfin qui n'hésite pas à donner un prix de cent mille francs pour la plus belle manifestation d'art, à chaque exposition universelle que nous traversons. Il appartenait à un tel homme d'encourager au grand art un jeune artiste dont le talent déjà l'intéressait : l'artiste répondit à son appel par une œuvre de premier rang que nous retrouverons sûrement à l'Exposition universelle de 1900.

E. Bisson est un des nombreux artistes qui font honneur à l'atelier Gérôme : comme les peuples heureux, il n'a pas d'histoire, mais sa cordialité, son affabilité l'ont fait apprécier de tous ses confrères. En effet, Édouard Bisson est un des plus zélés commissaires de la Société des Artistes français. Il prend une part active à l'organisation des Salons annuels, ce grand événement parisien, à propos duquel bien peu de visiteurs se doutent des difficultés de toute nature qu'il faut surmonter pour arriver à donner satisfaction à toutes les exigences.

Comme tous les sujets médicaux, le tableau qui représente la lithotritie, ou, comme l'avait primitivement dénommé son auteur, *Après l'opération*, est composé d'une réunion de docteurs éminents sur lesquels il ne nous appartient pas de porter un jugement ; laissons ce soin aux gens du métier, tel H. Bianchon qui, en 1891, publiait un fort intéressant ouvrage : *Les grands médecins d'aujourd'hui*, et auquel nous empruntons les renseignements suivants :

Potain (Pierre-Carl-Édouard) est né à Paris, le 10 juillet 1825. Reçu docteur en 1853 : chef de clinique de Bouillaud, il passa brillamment son agrégation en 1859 et, dès 1866, est médecin de l'hôpital Necker, fut nommé membre de l'Académie de médecine en 1882, officier de la Légion d'honneur en 1888. Le Dr Potain, dont la science de diagnostic est si célèbre, a formé de nombreux élèves qui tous professent pour le maître une vénération profonde.

Mais voici l'opérateur, le docteur Guyon, chirurgien impassible et sûr qui, presqu'en même temps que Potain (1867), est entré à Necker, et comme lui forma tout une pléiade d'élèves qui ont porté dans nos provinces la renommée du maître. M. le Dr Guyon est né à Saint-Denis, dans l'île de la Réunion, le 21 juillet 1831. Il est membre de l'Académie de médecine, aussi membre de l'Institut de France où il fut élu en 1890.

Auprès de lui, le docteur Guyot, le compositeur de musique Planquette, et un parent de M. Osiris assistent à l'opération.

A droite, enfin, le déjà si célèbre docteur Segond.

Le Dr Paul Segond est né en 1851. Docteur en 1875, il fut reçu à l'agrégation le 24 juillet 1883. Nous l'avons vu personnellement à l'œuvre ; avec ses amis nous pouvons dire : « Segond, tout ce qui se fait de plus intelligent, tout ce qui se fait de meilleur. » Avec H. Bianchon, nous l'envisageons volontiers dans l'avenir comme « le chef vénéré de la chirurgie française. »

E. HAMMAN

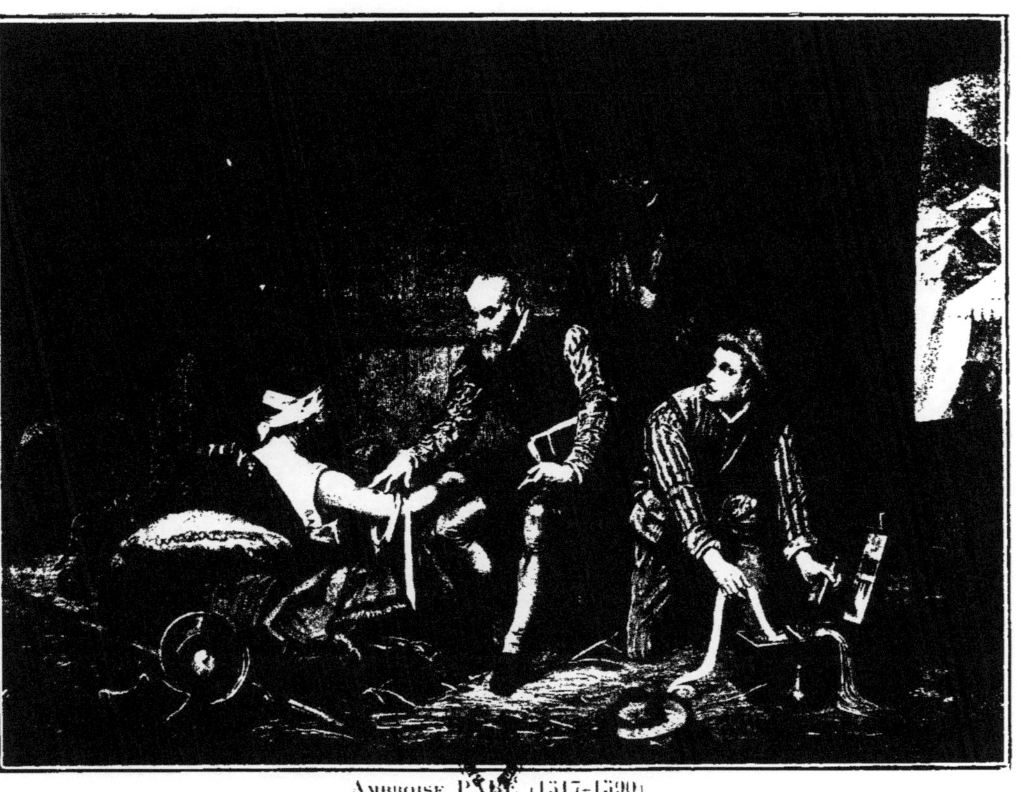

Ambroise Paré (1517-1590)

D'après l'estampe originale éditée par M. Barbot, à Paris.

BRONCHITES AIGUES ET CHRONIQUES. — *Terpine Gonnon.*

E. HAMMAN

École flamande moderne (1819-1888).

# AMBROISE PARÉ

*« Je le pansay, Dieu le guerist. »*

Ambroise Paré naquit à Laval en 1510. Son père, dit-on, après lui avoir fait apprendre ce que l'on enseignait alors dans les écoles, le mit en pension chez un chapelain nommé Orsoy, lequel, à raison de l'extrême modicité de la somme qu'on lui payait pour enseigner le latin à cet enfant, tâchait de se dédommager en le faisant travailler à son jardin, en lui donnant sa mule à soigner, et en l'employant à d'autres corvées semblables. Peu de temps après, Paré vint à Paris et entra comme apprenti chez un chirurgien-barbier, condition sans laquelle il n'aurait pu à son tour passer maître dans la corporation. Voici quelle était la condition de l'élève au XVI^e^ siècle : « A peine le coq a-t-il chanté, dit un auteur du temps, que le garçon se lève pour balayer la boutique et l'ouvrir, afin de ne pas perdre la petite rétribution que quelque manœuvre qui va à son travail lui donne pour se faire faire la barbe en passant. Depuis ce temps, jusqu'à deux heures de l'après-midi, il va chez des particuliers peigner des perruques, attendre dans l'antichambre ou sur l'escalier la commodité des *pratiques* : mettre les cheveux des uns en *papillottes*, *passer* les autres au *fer*, et leur faire le poil à tous..... Jamais homme n'a exigé tant de respect d'un domestique, et jamais dans les îles un blanc n'a cherché plus avidement à profiter de l'argent que lui coûte un nègre, qu'un maître chirurgien à profiter du pain et de l'eau qu'il donne à ses garçons. »

Une telle condition était bien faite pour exalter le courage d'une nature d'élite comme était Ambroise Paré. Aussi se fait-il recevoir comme aide à l'Hôtel-Dieu, et, à dix-neuf ans, il passait maître barbier-chirurgien. Ne pouvant espérer, si jeune, amener à lui la clientèle, il se fait attacher aux armées, où son habileté, sa bienveillance pour les plus humbles le rendent vite populaire entre tous, et les soins qu'il donna au maréchal de Brissac, puis au duc de Guise, durant le siège de Boulogne, scellèrent sa réputation parmi les grands seigneurs. Il devint le chirurgien de la cour : cette renommée s'étendit hors de France; aussi lorsque Paré fut en Flandre faire la célèbre opération qu'il a racontée lui-même, les gentilshommes flamands lui firent des réceptions magnifiques, et, partout sur son passage, à Malines, Bruxelles, Anvers, ce furent des ovations parmi le peuple et la bourgeoisie, telles qu'aucun médecin ou chirurgien n'avait été l'objet d'un pareil triomphe.

Comme toute médaille a un revers, Paré fut en butte à toutes les jalousies et ses ouvrages furent l'objet de critiques et de pamphlets fort acerbes; mais cette animosité de certains laissèrent calme et digne notre grand savant qui n'en continua pas moins ses travaux durant les loisirs que lui laissaient les soins à distribuer partout, aux plus pauvres comme aux plus opulents. Son œuvre est considérable pour l'époque et l'a fait, à juste titre, surnommer *le Père de la Chirurgie moderne.*

Son génie, comme celui de notre illustre Pasteur, est fait d'un large esprit d'initiative basé sur la constante observation et l'expérimentation. Aussi raconte-t-il ses principales opérations dans les moindres détails, afin qu'elles puissent servir d'exemple aux jeunes chirurgiens de son temps, et, pour leur témoigner en outre sa sollicitude, prend-il sur ses deniers personnels pour faire de ses œuvres des éditions d'un prix si modeste que tous peuvent y atteindre. Quant à sa simplicité, alors même qu'il passait pour le plus grand chirurgien du monde, elle est toute résumée dans ce mot devenu célèbre et qu'il ne manquait jamais d'ajouter chaque fois qu'il relatait par écrit la cure d'un blessé : « *Je le pansay, Dieu le guerist !* »

Ambroise Paré mourut à Paris le 20 décembre 1590 [1].

1. Voir, pages 2 et 11, la notice sur E. Hamman.

DAVID TENIERS. — MUSÉE DE LA HAYE

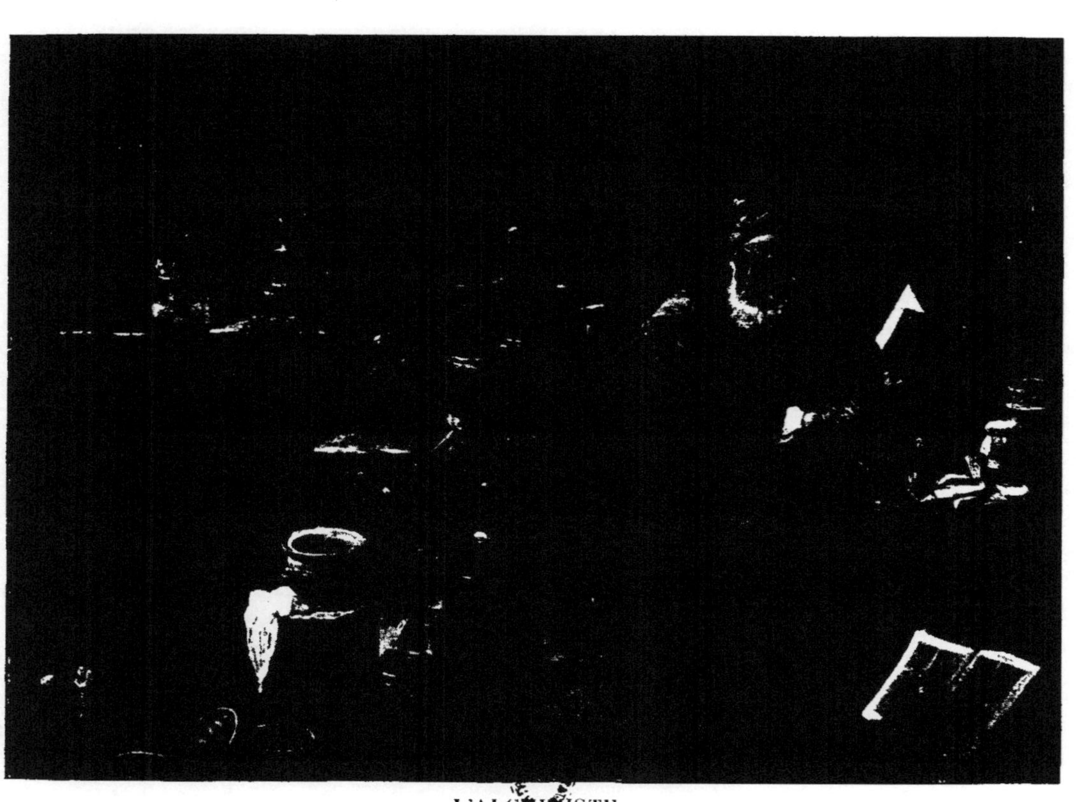

L'ALCHIMISTE

D'après la photographie de MM. BRAUN, CLÉMENT et Cie, éditeurs, 18, rue Louis-le-Grand, PARIS.

TENIERS (DAVID) DIT LE JEUNE

Anvers, 1610. — Bruxelles, 1694.

# L'ALCHIMISTE

(Musée de La Haye.)

Rubens, Van Dyck et Teniers sont les trois gloires de l'art flamand. Ce dernier s'est attaché à observer et à rendre les mœurs du peuple sans toutefois reproduire ce qu'elles ont souvent de repoussant. Ses buveurs ne paraissent point avoir d'autre souci que celui de bien boire et de mener joyeuse vie; rarement ses festins se terminent par ces rixes sanglantes de l'ivrognerie.

Il ne faudrait pas croire cependant que David Teniers s'est uniquement confiné dans la représentation des intérieurs de cabarets, tabagies, fêtes champêtres. Peintre à la conception large, au métier facile, il a touché à presque tous les genres, et partout il apporte une connaissance approfondie des règles de l'art; qu'il traite des sujets de la mythologie grecque ou donne des cartons pour les manufactures de tapisseries, partout éclate sa science de la perspective, son intuition large du coloris modifié ou réduit au but qu'il se propose.

Teniers avait en effet reçu de son père une éducation forte : David Teniers le Vieux était élève de Rubens qui lui témoigna toujours la plus vive affection. La situation des deux grands artistes, sans être tout à fait semblable (il ne faut pas oublier que Rubens était ambassadeur), explique d'ailleurs leur intimité. Aussi n'est-ce pas sans le plus vif intérêt que Rubens suivit les aptitudes et les progrès du fils de son élève et ami. — David Teniers le Jeune connut le succès dès ses premières productions, et si le grand roi Louis XIV, dont le goût en peinture semble avoir été fort douteux, traitait de *magots* les œuvres de Teniers, Philippe IV, l'ami de Velasquez, fut l'admirateur passionné de son talent au point de faire construire une galerie spéciale pour y placer ses tableaux.

« Chose bizarre, s'écrie Charles Blanc, ce grand peintre, qui vécut de la vie seigneuriale, qui eut un prince pour élève et des rois pour flatteurs, ne représentait que des paysans, ne réussissait que par le peuple..... » Eh non! cela n'est pas étrange, car tel est le cœur humain que le peuple s'intéresse aux romans qui lui parlent des grands seigneurs et le mènent en des salons dorés, la grande dame veut être menée dans les milieux les plus désolés! D'ailleurs, pour le véritable artiste, la nature est partout belle, partout intéressante : d'autre part, les sujets qu'adopta D. Teniers, tout d'abord sur les conseils de son père, n'avaient été qu'insuffisamment touchés, car si Brauwer, son prédécesseur, y avait acquis une réputation indiscutable, il était loin cependant d'y atteindre la perfection de métier, la finesse et l'esprit de Teniers le Jeune.

David Teniers, comme Rubens, a produit un nombre considérable de tableaux, et tous les grands musées en possèdent plusieurs; encore n'ont-ils pas tous été catalogués. *L'Alchimiste*, qui figure au musée de La Haye, est une œuvre remarquable de finesse et d'observation. La touche est spirituelle et ferme; elle exprime nettement, comme on l'a dit, l'impuissance ridicule des faux savants, et le dégradé des tons dans les appareils du laboratoire est si subtil que leur perspective s'établit d'elle-même, sans que le peintre ait jamais recours aux oppositions brusques des noirs et des clairs.

David Teniers, vers la fin de sa vie, vint s'établir à Bruxelles où il mourut le 6 avril 1691, entouré de l'universelle admiration. Malgré la production considérable du maître, ses œuvres sont actuellement des plus rares et des plus recherchées. Aussi est-il celui dont les tableaux ont été les plus copiés, les plus imités, les plus contrefaits en un mot! Heureux donc celui qui possède un véritable Teniers!

MACON, PROTAT FRÈRES, IMPRIMEURS.

## HYSTÉRIE, ÉPILEPSIE, NÉVROSES

# Sirop Polybromuré Gonnon

POTASSIUM, SODIUM, AMMONIUM, STRONTIUM

*2 gr. de polybromure par cuillerée à bouche.*

Dans certaines névroses, hystérie, épilepsie, où l'on prescrit le bromure à haute dose, il faut éviter les *fatigues d'estomac*, les accidents du *bromisme* et certaines *affections du cœur* qui accompagnent toujours l'usage du bromure de potassium seul ; les préparations **polybromurées Gonnon** suppriment ces inconvénients.

*Le bromure de strontium étant un excellent eupeptique évite les fatigues d'estomac et peut être associé avantageusement au bromure de potassium pour combattre l'épilepsie.*

(GERMAIN SÉE, LABORDE, FÉRÉ, *Académie de médecine*, 27 octobre 1891.)

« *Plusieurs bromures, administrés ensemble, agissent mieux que le* « *sel de potassium seul, et évitent les accidents du bromisme.* »

(RABUTEAU, *Thérapeutique*, 1884 ; BROWN-SEQUARD, *Société de biologie*, 2 juillet 1887.)

Par sa composition et ses avantages, le sirop **polybromuré Gonnon** est le meilleur médicament pour améliorer et guérir les névroses, hystéries, épilepsies, insomnies.

2 grammes de polybromure par cuillerée à bouche à prendre soit pur soit dans une infusion de tilleul et feuilles d'oranger.

---

## POLYBROMURE GONNON PULVÉRISÉ

Chaque flacon de 60 gr. est accompagné d'une petite cuillère mesurant exactement 1 gr. de polybromure pulvérisé.

---

CONTRE LA CONSTIPATION

## SUPPOSITOIRES A LA GLYCÉRINE

DE GONNON

« LES SUPPOSITOIRES GONNON A LA GLYCÉRINE suppriment les lavements, procurent une selle de suite et sans douleurs, et seront surtout appréciés par les personnes qui voyagent. »

Il existe deux grandeurs de suppositoires Gonnon.

Adultes : 2 gr. de glycérine. — Enfants : 1 gr. de glycérine.

---

*Pour être certain de bonnes préparations, bien exiger la marque A. GONNON*

MACON, PROTAT FRÈRES, IMPRIMEURS

www.ingramcontent.com/pod-product-compliance
Ingram Content Group UK Ltd.
Pitfield, Milton Keynes, MK11 3LW, UK
UKHW021931190726
13853UKWH00002B/985

9 782329 598062